中医药专业考试命审题规则

刘景源　编著

中国中医药出版社
北　京

图书在版编目（CIP）数据

中医药专业考试命审题规则 / 刘景源编著 . —北京：中国中医药出版社，2005. 6（2019.10 重印）

ISBN 978-7-80156-855-7

Ⅰ. 中…　Ⅱ. 刘…　Ⅲ. 中国医药学—医师—资格考核—自学参考资料　Ⅳ. R2

中国版本图书馆 CIP 数据核字（2005）第 051149 号

中国中医药出版社出版

发行者：中国中医药出版社
（北京经济技术开发区科创十三街 31 号院二区 8 号楼
电话：64405750　邮编：100176）
（邮购联系电话：84042153　64065413）
印刷者：廊坊市祥丰印刷有限公司印刷
经销者：新华书店总店北京发行所
开　本：850×1168 毫米　32 开
字　数：63 千字
印　张：3. 375
版　次：2005 年 6 月第 1 版
印　次：2019 年 10 月第 2 次印刷
册　数：5000
书　号：ISBN 978-7-80156-855-7
定　价：28.00 元
如有质量问题，请与出版社发行部调换。（010-64405510）
HTTP：//WWW.CPTCM.COM

编写说明

当前，中医药专业各类、各级人员的国家考试、国际中医药从业人员考试及高等中医药院校在校生的考试，试题类型有选择题与非选择题两种，其中选择题所占的比重最大。虽然不同的考试有不同的目的，但对受试者来说，都是至关重要的。而命题则是考试过程中最为重要的环节，试题的质量在很大程度上决定着考试的成功与否。因此，如何命制高质量的试题，是命审题人员必须深入研究的重大课题。笔者从事中医药专业考试研究与考试管理工作多年，在审题过程中，发现有些试题存在着不同程度的问题，其中有错题，也有病题，究其原因，主要是不符合题型规则的要求。这类试题如果用于考试，势必导致信度与效度下降而影响考试质量。要想提高试题质量，必须先从命题的规范化入手。为此，在查阅国内、外医学考试资料的基础上，结合历年来命审题工作中所遇到的问题，编写了此书，以供命审题人员参考。

书中主要介绍各种类型试题的命审题规则，其中包括选择题与非选择题。选择题中包括：A_1 型题、A_2 型题、A_3 型题、A_4 型题、B_1 型题、B_2 型题、C 型题、K 型题、X 型题；非选择题中包括：填空题、改错题、名词术语解释题、简答题、问答题（论述题）、病案分析题、方剂分析题。书中对各种类型试题的属性、特点、题型结构等进行了介绍并列举了例题。此外，还对命题中容易出现的问题进行了分析，列举了一些错题、病题并作出剖析。书中还附有选择题题型说明、高等中医药院校本科生考试试卷设计方案，以便读者查阅。

本书可供中医药专业考试的命审题人员与高、中等中医药院校教师在命审题过程中参考。由于学识水平所限，书中难免疏漏、错误之处，敬请同道不吝赐正。

刘景源

二〇〇五年五月于北京

目　录

中医药专业考试命审题规则

中医药专业各类、各级人员的国家考试及国际中医药从业人员考试的笔试部分，所采用的试题类型主要为选择题。在选择题中，采用的题型是 A_1 型题、A_2 型题、A_3 型题、A_4 型题、B_1 型题、B_2 型题、C 型题、K 型题、X 型题。高等中医药院校专科生、本科生、研究生考试，除采用选择题外，还采用各种非选择题，如：填空题、改错题、名词术语解释题、简答题、问答题（论述题）、病案分析题、方剂分析题等。本书旨在对上述各种类型试题的命审题规则进行介绍，以供中医药专业各类、各级考试的命审题人员及高等中医药院校命审题教师参考。

第一部分　选择题的属性、特点与题型结构

在命制选择题之前，首先要了解它的属性、特点与题型结构，才能命制出符合题型要求的高质量试题。现就有关内容简要介绍如下。

一、选择题的属性与特点

选择题属于客观性试题，即固定应答式试题。这类试题的题目和答案是事先拟好，固定不可变的。其特点是题目小，答题时间短，题量多，涵盖范围广，有利于检测受试者知识的广度，而且评分客观、公正，极大地排除了评分过程中人为因素的干扰。由于选择题采用计算机阅卷，尤其适用于受试人员众多的大规模考试，所以目前国内、外的各类大规模考试常采用选择题。但也应当看到，由于选择题的题目小，答案固定，所以受试者没有发挥的余地，对检测受试者的思维能力、知识的综合应用能力方面存在着欠缺。也就是说，选择题对检测受试者所掌握知识的深度，特别是发挥、创新方面有一定的局限性。因此，就要求命审题人员严格按照命审题规则命制出高质量的试题，而且选择题中的多种题型综合使用，以最大限度地弥补选择题的不足。

二、选择题的题型结构

（一）A 型题

A 型题，又称最佳选择题或单项选择题。这种题型适合于检测受试者的记忆、理解与判断能力，是选择题中最常用、所占比例最大的题型。其题型结构是：每道试题由 1 个题干（即问题）与 A、B、C、D、E 5 个备选答案（即选项）组成，题干在前，5 个备选答案在后。5 个备选答案中只有 1 项是最佳选择（即正确答案），其余 4 项为干扰答案。干扰答案可以部分正确，也可以是错误的。答题时，须按题干的要求，从 5 个备选答案中选择 1 项作为正确答案。

由于试题结构有所区别，A 型题又分为 A_1 型题，A_2 型题、A_3 型题、A_4 型题 4 种题型。

（1）A_1 型题

A_1 型题的题型结构是：题干以论述题形式出现，或为叙述式，或为问答式。答题时，要求在 5 个备选答案中肯定或否定 1 项，作为正确答案。这种题型的命题方式灵活多样，一般可分为 A_{1-1} 型、A_{1-2} 型、A_{1-3} 型、A_{1-4} 型 4 个亚型。

〈1〉A_{1-1} 型题　这种题型的命题方式是，前面是叙述式或问答式的题干，后面是与题干有关的 5 个备选答案。答题时，要求肯定其中 1 项，作为正确答案。

●叙述式

例 1：

其性重浊的邪气是

A. 风

B. 暑

C. 湿

D. 燥

E. 寒

答案：C

例2：

小儿静脉穿刺，如果误入动脉，会出现的局部情况是

A. 紫红、水肿

B. 沿静脉走向呈条状红线

C. 局部无变化

D. 苍白、水肿

E. 呈树枝分布状苍白

答案：E

例3：

下列各剂型中，需要进行乙醇测定的是

A. 煎膏剂

B. 流浸膏剂

C. 浸膏剂

D. 口服剂

E. 糖浆剂

答案：B

例4：

在六淫邪气中，感冒的主要病因是

A. 寒

B. 湿

C. 风

D. 热

E. 燥

答案：C

●问答式

例1：

玫瑰疹对下列哪种疾病有诊断意义

A. 伤寒

B. 麻疹

C. 猩红热

D. 丹毒

E. 风湿热

答案：A

例2：

酒精擦浴适用于下列哪种发热的患者

A. 大面积组织受损

B. 风湿热痹

C. 暑热病

D. 感染性休克伴末梢青紫

E. 腹泻

答案：C

例3：

明胶沉淀可除去中药水提液中的下列哪种杂质

A. 黏液质

B. 鞣质

C. 色素

D. 蛋白质

E. 多糖

答案：B

例 4：

急性皮肤病渗出较多者，应选用下列哪种剂型的外用药物

A. 粉剂

B. 洗剂

C. 酊剂

D. 溶液

E. 软膏

答案：D

〈2〉A_{1-2}型题　这种题型的命题方式是，将 A_{1-1} 型题的备选答案 E 的内容固定为“以上均非”。

●叙述式

例 1：

间歇热可见于

A. 疟疾

B. 伤寒

C. 细菌性痢疾

D. 霍乱

E. 以上均非

答案：A

例2：

盐炙知母所应用的传统制药原则是

A. 相反为制

B. 相资为制

C. 相畏为制

D. 相恶为制

E. 以上均非

答案：B

例3：

寒冷季节婴幼儿擦浴的护理要点是

A. 禁止擦浴

B. 将水温提高到50℃

C. 只洗脸和擦四肢

D. 注意保暖

E. 以上均非

答案：D

例4：

手三阳经的走向是

A. 从脏走手

B. 从头走手

C. 从头走足

D. 从足走腹

E. 以上均非

答案：E

●问答式

例1：

下列哪项是津液输布的主要通道

A. 经脉

B. 络脉

C. 腠理

D. 上焦

E. 以上均非

答案：E

例2：

下列哪项谓之“从制”

A. 吴茱萸炙黄连

B. 胆汁炙黄连

C. 酒炙黄连

D. 姜炙黄连

E. 以上均非

答案：B

例3：

下列哪味药既能解表，又能燥湿

A. 麻黄

B. 桂枝

C. 白芷

D. 香薷

E. 以上均非

答案：C

例4：

下列哪项是治疗疳证最简便的按摩推拿方法

A. 叩击法

B. 擦法

C. 摩法

D. 捏脊法

E. 以上均非

答案：D

〈3〉A_{1-3}型题　这种题型的命题方式是，前面是叙述式或问答式的题干，后面是与题干有关的5个备选答案。答题时，要求否定其中1项，作为正确答案。命题时，要求题干中的否定词（如：**不是**、**不属**、**错误**的是、**没有**等）用黑体字（命题者在试题卡上可将否定词加黑框）。

●叙述式

例1：

下列关于门脉性肝硬化体征的叙述，**错误**的是

A. 肝变硬

B. 腹水

C. 腹壁静脉曲张

D. 胆囊肿大

E. 脾肿大

答案：D

例2：

下列各项，**不属于**妇科检查注意事项的是

A. 男医生检查时，必须有第三者在场

B. 月经期一般不做妇科检查

C. 未婚者禁做双合诊

D. 有阴道流血而必须检查时，应在无菌操作下进行

E. 必须排空大、小便

答案：E

例3：

下列药物中，**不需**去心的是

A. 牡丹皮

B. 远志

C. 白芍

D. 巴戟天

E. 地骨皮

答案：C

例4：

下列关于骨折急救处理措施的叙述，**错误**的是

A. 首先抢救生命

B. 开放外露的骨折端均应立即复位

C. 用当时认为最清洁的布类包扎创口

D. 妥善的外固定

E. 经妥善固定后，迅速转送医院

答案：B

●问答式

例1：

下列哪脏与血的运行**没有**直接关系

A. 肝

B. 心

C. 脾

D. 肺

E. 肾

答案：E

例2：

下列哪项**不是**电针操作时所需要准备的物品

A. 电针仪

B. 毫针

C. 电针

D. 消毒液

E. 无菌干棉球

答案：C

例3：

下列哪项**不是**复制法的炮制目的

A. 清洁药物

B. 改变药性

C. 增加疗效

D. 矫臭解腥

E. 降低或者消除毒性

答案：A

例4：

下列哪项**不属于**代赭石的性状特征

A. 多呈不规则的扁平块状，大小不一

B. 质较松软，硬度1.5～2，比重2.3

C. 一面有多数直径约1cm的钉头

D. 条痕部呈樱桃红色

E. 断口呈贝壳状

答案：B

〈4〉A_{1-4}型题　这种题型的命题方式是，题干用“下列各项，**除哪项外**”，或简化为“下列**除哪项外**”来表示，后面是与题干有关的5个备选答案。答题时，要求选择其中1项（否定1项），作为正确答案。命题时，要求“**除哪项外**”4个字用黑体字。这种题型，均属问答式。

● “下列各项，**除哪项外**”式

例1：

下列症状，**除哪项外**，均可见于肝气郁结

A. 眩晕耳鸣

B. 胸胁胀闷串痛

C. 喜太息

D. 抑郁易怒

E. 月经不调

答案：A

例2：

抢救下列药物中毒的患者，**除哪项外**，均可洗胃

A. 敌百虫

B. 氢化物

C. 磷化锌

D. 硝酸

E. 巴比妥钠

答案：D

例3：

下列药材，**除哪项外**，均含晶纤维

A. 甘草

B. 黄连

C. 苦楝皮

D. 黄柏

E. 石菖蒲

答案：B

例4：

下列药物中，**除哪项外**，均有防腐作用

A. 苯甲酸钠

B. 对羟基苯甲酸酯类

C. 20%甘油

D. 甲酚

E. 0.2%氯甲酚

答案：C

● "下列**除哪项外**" 式（简化式）

例1：

下列**除哪项外**，均可引起肌肉萎缩

A. 急性脊髓灰质炎

B. 风湿性关节炎

C. 周围神经损伤

D. 肌炎

E. 长期肢体废用

答案：B

例2：

下列**除哪项外**，均是闭经的一般护理措施

A. 观察患者的精神状态及闭经后的临床表现

B. 经期注意保暖，勿涉冷水，禁食生冷

C. 绝对卧床休息

D. 体贴关怀患者，保持情绪稳定

E. 虚证患者饮食宜加强营养

答案：C

例3：

下列**除哪项外**，均属褥疮的预防措施

A. 每2小时翻身1次

B. 加强营养

C. 用红花酒精浸液按摩受压部位皮肤

D. 用烤灯（60W～750W）照射局部

E. 保持皮肤干燥

答案：D

例4：

下列**除哪项外**，均是栓剂的优点

A. 直肠吸收比口服干扰因素少

B. 避免对黏膜的刺激

C. 药物不受肝脏首过作用破坏

D. 对伴有呕吐的患者为有效给药途径

E. 成本低廉，使用方便

答案：E

（2）A_2 型题

A_2 型题的题型结构是：以 1 个简要的病例作为题干，后面是与题干有关的 A、B、C、D、E 5 个备选答案。答题时，要求从中选择 1 项作为正确答案。因某些科目的内容难以组成简要病例，也可以由两个以上相关因素相组合作为题干，但这类试题易与 A_1 型试题混淆，故应尽量少出现。

例 1：

患者，男，35 岁。健忘失眠，眩晕耳鸣，五心烦热，胁痛腰痠，口干咽燥，舌红少津，脉细数。其证候是

A. 肾阴虚

B. 心阴虚

C. 肝肾阴虚

D. 肝血虚

E. 肺肾阴虚

答案：C

例 2：

患者，女，28 岁，已婚。妊娠后小腹胁肋胀痛，急躁易怒，舌苔薄黄，脉弦滑。治疗应首选

A. 逍遥散

B. 小柴胡汤

C. 大柴胡汤

D. 胶艾汤

E. 当归芍药散

答案：A

例3：

患儿，男，12岁。阵发性右上腹绞痛，恶心呕吐，腹部平软。应首先考虑的是

A. 胰腺炎

B. 胃痉挛

C. 肝癌

D. 胆道蛔虫症

E. 肾结石

答案：D

例4：

外感风寒，恶寒发热，无汗，咳喘，小便不利。治疗应首选

（此题题干并非简要病例，而是由两个以上相关因素组成）

A. 芫荽

B. 桂枝

C. 羌活

D. 连翘

E. 麻黄

答案：E

例5：

护士巡视病房时，发现患者输液的溶液不滴，注射部位肿胀，疼痛，无回血。应采取的措施是

（此题题干并非简要病例，而是由两个以上相关因

素组成）

A. 拔针，另选血管穿刺

B. 拔针，更换针头后重新穿刺

C. 用力挤压输液瓶，直至输液管畅通

D. 抬高输液瓶

E. 变换肢体位置

答案：B

例6：

患者因胆道结石住院，经非手术治疗无效，腹痛加剧，出现寒战，高热，黄疸，准备行手术治疗，遵医嘱进行术前备皮。其备皮范围是

（此题题干并非简要病例，而是由两个以上相关因素组成）

A. 上平剑突，下至大腿上1/3，两侧到腋后线，剃净阴毛，清洁脐孔

B. 上平乳头连线，下至耻骨联合，两侧到腋后线，剃净阴毛，清洁脐孔

C. 上平锁骨，下至脐平线，两侧到腋后线

D. 上平乳头连线，下至大腿上1/3，两侧到腋后线

E. 上平剑突，下至耻骨联合，两侧到腋后线

答案：B

（3）A_3 型题

A_3 型题的题型结构是：开始用共用题干叙述一个以患者为中心的临床情景，然后提出2~3个相关问题，每个问题均与开始的临床情景相关，但测试要点不同，且

问题之间相互独立。在 A_3 型题的共用题干前面，要标明“共用题干(1～×题)”，共用题干后面的每个问题均由5个备选答案组成，每个问题均须从中选择1项作为正确答案。各相关问题，既可用叙述式，也可用问答式；既可用肯定式，也可用否定式，否定词要用黑体字。

例1：共用题干（1～3题）

患者，男，24岁。颜面下肢浮肿5个月，加重1周。浮肿腰以下为甚，按之凹陷不起，伴脘腹胀满，纳呆便溏，面色不华，神倦肢冷，小便短少，舌淡苔白腻，脉沉弱。

1. 其证候是

A. 风水泛滥

B. 湿毒浸淫

C. 水湿浸渍

D. 脾阳虚衰

E. 肾阳衰微

答案：D

2. 其治法是

A. 分利湿热，行气消肿

B. 温运脾阳，以利水湿

C. 温肾助阳，化气行水

D. 健脾化湿，通阳行水

E. 宣肺解毒，利湿消肿

答案：B

3. 治疗应首选

A. 实脾饮

B. 济生肾气丸合真武汤

C. 疏凿饮子

D. 五皮饮合胃苓汤

E. 越婢加术汤

答案：A

例2：共用题干（1～3题）

患者，男，52岁。肘部内侧突然肿起，范围约7.5cm，皮色如常，灼热疼痛，上肢活动不利，伴恶寒发热，纳呆食少，舌苔黄，脉滑数。

1. 其病名是

A. 疖

B. 疽

C. 痈

D. 流注

E. 发

答案：C

2. 内治应选用

A. 牛蒡解肌汤

B. 黄连解毒汤

C. 银翘散

D. 五神汤

E. 柴胡清肝汤

答案：E

3. 外治应选用

A. 金黄散

B. 八二丹

C. 九一丹

D. 太乙膏

E. 白玉膏

答案：A

例3：共用题干（1～3题）

患者，女，29岁，已婚。妊娠2月余，自1个月前出现恶心，呕吐，厌食，头晕，近5天来呕吐剧烈，食入即吐，甚则呕吐酸苦水，夹带血样物，口渴，尿少，大便秘结，口唇干燥，目眶塌陷，舌红苔光剥，脉滑数细弱，病名为“妊娠恶阻”。

1. 其证候是

A. 脾胃虚弱

B. 肝胃不和

C. 肝脾不和

D. 气阴两亏

E. 阴液亏损

答案：D

2. 治疗应首选

A. 小半夏加茯苓汤

B. 增液汤合生脉散

C. 香砂六君子汤

D. 苏叶黄连汤

E. 六君子汤合增液汤

答案：B

3. 对患者进行血、尿实验室检查，可发现

A. 血白细胞总数升高

B. 尿蛋白阳性

C. 尿中有红、白细胞

D. 血色素下降

E. 尿酮体呈阳性

答案：E

例4：共用题干（1~3题）

患儿，1岁2个月。发热，咳嗽2天，体温37.8°C，恶风，少量汗出，痰黄粘稠，不易咳出，鼻流清涕，咽红而痛，舌尖红苔薄黄，食指络脉色鲜红，浮现于风关，脉浮数。

1. 其诊断是

A. 风热感冒

B. 风热咳嗽

C. 痰热咳嗽

D. 肺炎喘嗽

E. 阴虚燥咳

答案：B

2. 治疗应首选

A. 金沸草散

B. 银翘散

C. 清宁散

D. 桑菊饮

E. 沙参麦冬汤

答案：D

(4) A_4 型题

A_4 型题的题型结构是：开始用共用题干叙述1个以单一患者或家庭为中心的临床情景，然后提出3~6个相关的问题，问题之间相互独立。当病情逐渐展开时，可逐步增加新的信息，有时陈述了一些次要的或有前提的假设信息，这些信息与病例中叙述的具体患者并不一定有联系。提供信息的顺序对回答问题是非常重要的，每个问题均与开始的临床情景有关，又与随后的改变有关。回答这样的试题，一定要以试题提供的信息为基础。假设信息要用（ ）标示，如：（假设信息）。因为是假设信息，所以其题干的第1个字要用“若”或“假如”。

在 A_4 型题的共用题干前面，要标明“共用题干（1~×题）”，共用题干后面的每个相关问题均由5个备选答案组成，每个问题均须从中选择1项作为正确答案。各相关问题，既可用叙述式，也可用问答式；既可用肯定式，也可用否定式，否定词要用黑体字。

例1：共用题干（1~6题）

患者，男，45岁。水肿1个月，先从下肢开始，渐至延及全身，皮肤绷紧光亮，胸脘痞闷，烦热口渴，小便短赤，大便不爽，舌红苔黄腻，脉濡数。

1. 其证候是

A. 风水泛滥

B. 湿毒浸淫

C. 水湿浸渍

D. 湿热壅盛

E. 脾阳虚衰

答案：D

2. 其治法是

A. 健脾化湿，通阳利水

B. 散风清热，宣肺行水

C. 宣肺解毒，利湿消肿

D. 温补脾肾，利水消肿

E. 分利湿热

答案：E

3. 治疗应首选

A. 疏凿饮子

B. 麻黄连翘赤小豆汤

C. 五皮饮合胃苓汤

D. 真武汤

E. 防己黄芪汤

答案：A

4. （假设信息）若患者出现腹满不减，大便不通，可加重攻泻之力。上方可合用

A. 己椒苈黄丸

B. 大承气汤

C. 调胃承气汤

D. 温脾汤

E. 舟车丸

答案：A

5.（假设信息）若患者肿势日趋严重，兼见气粗喘满，倚息不得卧，脉弦有力。治疗应首选

A. 血府逐瘀汤合五苓散、五皮饮

B. 葶苈大枣泻肺汤合五苓散、五皮饮

C. 济生肾气丸

D. 十枣汤合苓桂术甘汤、五皮饮

E. 舟车丸

答案：B

6.（假设信息）若患者经治疗后虽病情稍减，但水肿反复发作，且兼口咽干燥，大便干结，舌红少苔，脉弦细数。治疗应首选

A. 增液承气汤

B. 六味地黄丸

C. 左归丸

D. 五苓散

E. 猪苓汤

答案：E

例2：共用题干（1～5题）

患者，女，26岁，已婚。足月顺产，产后2日突发高热寒战，小腹疼痛拒按，恶露量多，色紫黯如败酱，味臭，心烦躁扰，口渴欲饮，小便短赤，大便燥结，舌红苔黄，脉弦数。

1. 其诊断是

A. 产后发热，感染邪毒证

B. 产后发热，血瘀证

C. 产后发热，外感风寒证

D. 产后腹痛，血瘀证

E. 产后发痉，感染邪毒证

答案：A

2. 其治法是

A. 活血化瘀，通络止痛

B. 养血祛风，散寒解表

C. 清热解毒，凉血化瘀

D. 解毒止痉，养血祛风

E. 清热解毒，柔肝熄风

答案：C

3. 治疗应首选

A. 生化汤

B. 解毒活血汤

C. 荆防四物汤

D. 撮风散

E. 夺命散

答案：B

4. （假设信息）若患者高热不退，便秘溲少，小腹剧痛，恶露排出不畅，味臭秽，舌红苔黄，脉沉弦数。治疗应首选

A. 解毒活血汤

B. 生化汤

C. 保阴煎

D. 大黄牡丹皮汤

E. 少腹逐瘀汤

答案：D

5. （假设信息）若患者高热不退，神昏谵语，四肢厥冷，舌红绛苔黄燥，脉细滑数。其治疗应以下列何方送服安宫牛黄丸

A. 解毒活血汤

B. 保阴煎

C. 清营汤

D. 两地汤

E. 清热调血汤

答案：C

例3：共用题干（1~4题）

患儿，4岁5个月。2天前发热（体温38.2℃），微恶风寒，鼻塞流涕，咳嗽，家长给服百服宁片未见好转，遂来就诊。除上述症状外，见目赤多泪，精神萎靡，口腔两颊粘膜红赤，尿少而黄，大便不成形，舌苔薄黄，脉数。

1. 其诊断是

A. 风痧，邪郁肺卫证

B. 丹痧，邪侵肺卫证

C. 奶麻，邪郁肺卫证

D. 麻疹，初热期

E. 麻疹，见形期

答案：D

2. 治疗应首选

A. 解肌透痧汤

B. 透疹凉解汤

C. 宣毒发表汤

D. 清解透表汤

E. 银翘散

答案：C

3.（假设信息）若患儿出现高热恶热，疹点密集色紫，咳嗽气促，鼻翼煽动，烦躁不宁，口渴欲饮，舌红苔黄，脉数。治疗应首选

A. 白虎汤

B. 麻杏石甘汤

C. 清胃解毒汤

D. 凉营清气汤

E. 黄连解毒汤

答案：B

4.（假设信息）若患儿出现高热不退，疹点密布色紫，咽喉肿痛，声音嘶哑，咳嗽声重如犬吠，舌红苔黄腻，脉滑数。其治法是

A. 清热解毒，利咽消肿

B. 清热解毒，宣肺开闭

C. 肃肺利咽，清热解毒

D. 清气凉营，泻火解毒

E. 清热润喉，养阴生津

答案：A

例4：共用题干（1～5题）

患者，男，50岁。上腹部胀满，伴恶心呕吐，呕吐物为隔夜食物，无胆汁。既往胃溃疡病史20年。初步诊断为溃疡病合并幽门梗阻，入院后立即给予禁食、禁水，静脉补液，半坐位，并遵医嘱行胃肠减压术。

1. 插管前应做的准备是

A. 锁骨下静脉穿刺

B. 导尿

C. 灌肠

D. 心电监护

E. 告知患者及其家属

答案：E

2. 胃管插入的深度是

A. 耳垂至鼻尖

B. 下唇至剑突

C. 耳垂至鼻尖再到剑突

D. 鼻尖至耳垂再到剑突

E. 鼻尖至脐

答案：D

3. 胃管插入后，确定胃管是否在胃内，禁止使用的方法是

A. 用注射器抽吸胃液

B. 将胃管末端置于盛有水的治疗碗内

C. 向胃管内注入生理盐水10ml

D. 向胃管内注射10ml空气，同时用听诊器在胃部

听有无气过水声

E. 用电动吸引器抽吸胃液

答案：C

4.（假设信息）若行胃肠减压过程中，需从胃管内注入中药，注入后关闭胃管的时间是多少分钟

A. 30

B. 60

C. 90

D. 120

E. 150

答案：B

5.（假设信息）若行胃肠减压过程中胃管堵塞，应首先采取的处理措施是

A. 用生理盐水 20ml 冲洗胃管

B. 用吸引器吸引

C. 改为头低足高位

D. 用冰盐水冲洗胃管

E. 用温水持续冲洗胃管

答案：A

（二）B 型题

B 型题，又称配伍题。这种题型适合于检测受试者的记忆、判断、鉴别能力。由于试题结构有所区别，B 型题又分为 B_1 型题与 B_2 型题两种题型。

（1）B_1 型题

B_1 型题的题型结构是：每道试题由 A、B、C、D、

E 5 个备选答案与两个或两个以上的题干组成，5 个备选答案在前，题干在后。答题时，要求为每个题干选择 1 项作为正确答案。每个备选答案可以选用 1 次或 1 次以上；也可以 1 次也不选用。

为了试卷的规范化以及分数计算的统一性，命题时要求 B_1 型题一律用两个题干。

例 1：

A. 肝

B. 心

C. 脾

D. 肺

E. 肾

1. 濡养筋脉，使人体耐受疲劳的脏器是　答案：A

2. 与四肢的营养状况关系最密切的脏器是 答案：C

例 2：

A. 心悸气短

B. 低热盗汗

C. 大量脓痰

D. 紫癜

E. 黄疸

1. 二尖瓣狭窄可见咯血并伴有　答案：A

2. 肺结核可见咯血并伴有　答案：B

例 3：

A. 胫神经

B. 股神经

C. 腓浅神经

D. 腓深神经

E. 隐神经

1. 损伤后不能伸膝的神经是　　答案：B

2. 损伤后足不能背屈的神经是　答案：D

例4：

A. 胃中寒冷

B. 胃火上逆

C. 气机郁滞

D. 脾胃阳虚

E. 胃阴不足

1. 患者呃逆急促而不连续，口干舌燥，烦躁不安，舌红而干，脉细数。其证候是　答案：E

2. 患者呃声沉缓有力，膈间及胃脘不舒，得热则减，遇寒愈甚，食少，口和不渴，舌苔白润，脉迟缓。其证候是　答案：A

（2）B_2 型题

B_2 型题，又称B扩型题，即扩展的配伍题。它与 B_1 型题在试题结构上的区别是，从5个备选答案增加到6个或6个以上的备选答案，最多可以达到26个，以减少猜测率。备选答案后，至少也是两个题干。答题时，要求为每个题干选择1项作为正确答案。每个备选答案可以选用1次或1次以上；也可以1次也不选。

为了试卷的规范化以及分数计算的统一性，命题时要求 B_2 型题一律用两个题干。

例1：

A. 滑脉

B. 散脉

C. 牢脉

D. 结脉

E. 短脉

F. 促脉

G. 紧脉

H. 代脉

1. 属于沉脉类的脉象是　　答案：C

2. 属于数脉类的脉象是　　答案：F

例2：

A. 刺蒺藜

B. 决明子

C. 天麻

D. 钩藤

E. 珍珠

F. 代赭石

G. 珍珠母

1. 具有平肝舒肝功效的药物是　　答案：A

2. 具有镇心定惊功效的药物是　　答案：E

例3：

A. 温经汤（《金匮要略》）

B. 桃红四物汤

C. 少腹逐瘀汤

D. 血府逐瘀汤

E. 逐瘀止血汤

F. 失笑散

G. 隔下逐瘀汤

H. 趁痛散

I. 温经汤（《校注妇人良方》）

1. 患者，女，32岁，已婚。经行量少，色紫黑，有血块，小腹胀痛拒按，血块排出后腹痛减轻，舌紫暗边有瘀点，脉弦涩。治疗应首选　　答案：B

2. 患者，女，20岁，未婚。每于经期小腹胀痛拒按，胸胁乳房作胀，经行不畅，色紫黯有块，血块排出后痛减，经净疼痛消失，舌紫暗有瘀点，脉弦。　答案：G

例4：

A. 直刺0.6~0.8寸

B. 平刺0.6~0.8寸

C. 斜刺0.6~0.8寸

D. 向下斜刺0.6~0.8寸

E. 向下斜刺0.4~0.6寸

F. 斜刺0.3~0.5寸

G. 平刺0.3~0.5寸

H. 向上斜刺0.3~0.5寸

I. 向上斜刺0.1~0.2寸

J. 直刺0.3~0.5寸

1. 针刺鸠尾穴时，其操作方法是　答案：D

2. 针刺素髎穴时，其操作方法是　答案：H

（三）C型题

C型题，是配伍型题的一种类型，又称比较选择题，是具有比较意义的选择题，实际上是一种多项是非题。它适合检测受试者的综合辨析、鉴别能力。其题型结构是：前面列出A、B、C、D 4个备选答案，选项A和B通常是一个短句或一段描述，选项C通常写成：二者均是，选项D通常写成：二者均非，后面是一组题干。答题时，要求为每个题干选择1项作为正确答案。每个备选答案可以选用1次或1次以上或1次也不选。

为了试卷的规范化以及分数计算的统一性，命题时要求C型题一律用两个题干。

例1：

A. 生脉散

B. 复脉汤

C. 二者均是

D. 二者均非

1. 具有滋阴养血益气功用的方剂是　答案：B

2. 具有益气敛阴生津功用的方剂是　答案：A

例2：

A. 有物有声

B. 有物无声

C. 二者均是

D. 二者均非

1. 呕吐的临床表现是　答案：A

2. 呃逆的临床表现是　答案：D

例3：

A. 乳房柔软

B. 乳汁甚稀

C. 二者均是

D. 二者均非

1. 气血虚弱型缺乳的主要临床表现是　　答案：C

2. 肝郁气滞型缺乳的主要临床表现是　　答案：B

例4：

A. 项后

B. 背部

C. 二者均是

D. 二者均非

1. 有头疽的好发部位是　　答案：C

2. 丹毒的好发部位是　　答案：D

（四）K型题

K型题，又称组合选择题，或称复合是非题。它适合于检测受试者的记忆力、理解与综合判断能力。其题型结构是：前面是1个题干，题干可以是一个问题、一段对话、一段病史，也可以是图表或临床检查资料等，在题干后面是用①、②、③、④标示的4个备选答案。答题时，要按固定的答案组合形式回答，即①、②、③正确，答案为A；①、③正确，答案为B；②、④正确，答案为C；④正确，答案为D；①、②、③、④都正确，答案为E。

例1：

便秘的临床特征是

①大便秘结不通

②虽有便意，排便困难

③排便时间延长

④痔疮、肛裂

答案：A

例2：

下列产后病，与血瘀有关的是

①产后血晕

②产后腹痛

③产后发热

④产后恶露不绝

答案：E

例3：

儿科刺四缝疗法的作用是

①解热除烦，调和脏腑

②祛风散寒止痛

③治疗疳证或厌食证

④治疗脐风、惊痫

答案：B

例4：

肉瘿的治法是

①活血化瘀

②理气解郁

③健脾化痰

④化痰软坚

答案：C

例5：

咳嗽的辨证，应首先辨清

①寒证与热证

②有痰与无痰

③虚证与实证

④外感与内伤

答案：D

（五）X型题

X型题，又称复合选择题或多项选择题。它适合于综合检测受试者对知识或技能的理解与掌握能力。其题型结构是：1个题干在前，在题干后面是A、B、C、D、E 5个备选答案，备选答案必须是两个以上或全部正确，答题时，必须对备选答案中所有正确的选项都做出选择，才能得分。

例1：

肺的生理功能是

A. 主气，司呼吸

B. 为五脏六腑之华盖

C. 通调水道

D. 主宣发、肃降

E. 位于胸部，状如蜂巢

答案：A. C. D

例 2：

下列关于哮证与喘证区别的叙述，正确的是

A. 哮必兼喘，喘未必兼哮

B. 哮指声响言，喘指气息言

C. 哮与喘均有呼吸困难

D. 哮有宿根，喘无宿根

E. 哮的病位在肺，喘的病位在肺与肾

答案：A. B. C. D

例 3：

小儿的生理特点是

A. 脏腑娇嫩

B. 发病容易

C. 病易康复

D. 形气未充

E. 发育迅速

答案：A. D. E

例 4：

下列各项，属间接灸的有

A. 雀啄灸

B. 隔姜灸

C. 温针灸

D. 隔蒜灸

E. 隔盐灸

答案：B. D. E

第二部分　非选择题的属性、特点与题型结构

非选择题的试题均为文字叙述式，命题之前，也须先了解它的属性、特点与题型结构，才能命制出符合题型要求的高质量试题。现就有关内容简要介绍如下。

一、非选择题的属性与特点

非选择题，也有人习惯地称为传统题，它包括的试题类型较多，其属性可分为客观性试题与主观性试题两大类。客观性试题，如填空题、改错题，这类试题和选择题一样，也属于固定应答式试题。这类试题的题目和答案是事先拟好、固定不可变的。其特点是题目小，答题时间短，重点在于检测受试者的记忆力，特别是对重点知识的记忆力。因其答案固定不可变，所以评分客观、公正，少受人为因素干扰。这类试题虽然属于客观性试题，但因其答案要用文字书写，目前仍采用人工阅卷，所以难以适应人员众多的大规模考试。

主观性试题，属自由应答式试题，如名词术语解释题、简答题、问答题、病案分析题、方剂分析题等。这类试题的特点是，答案虽有一定范围，但又允许受试者表述个人见解，有发挥余地，不仅有利于检测受试者对知识的记忆力、理解能力，并可进一步深入地检测其综

合能力、分析问题与解决问题的能力以及表达能力。它适于检测受试者掌握知识的深度和创新思维能力。但是也应看到，由于主观性试题的题目大，要用文字书写，答题时间长，因此题量少而涵盖面窄，易形成检测点过于集中的弊端，且评分过程中易受各种人为因素的干扰，难免使成绩的公平、公正性受到不同程度的影响。

二、非选择题的题型结构

（一）填空题

填空题，又称填充题。其题型结构是：先有一段文字叙述，在叙述中，空出若干个空白处，这些空白处即试题。要求受试者将答案用文字填充入空白处。填充的答案处可用（　　　）标示，亦可用________标示。应当注意的是，每个空的（　　　）或________的长度要相等，不能因须填写的答案文字多少不同而设计成长度不等的（　　　）或________，以避免对受试者产生暗示作用。

例1：

请将应回答的内容填入试题的（　　　）内。

经络系统的组成包括：经脉、（　　　）、（　　　）、（　　　）4个部分。

答案：

经络系统的组成包括：经脉、（络脉）、（十二经筋）、（十二皮部）4个部分。

例 2：

请将应回答的内容填写在试题的________上。

温病的病因有：________、________、________、________、________、________、________。

答案：

温病的病因有：风热病邪、暑热病邪、湿热病邪、燥热病邪、伏寒化温、疠 气、温热毒邪。

填空题可以是 1 道试题中有若干个空；也可以是 1、2、3……若干道试题，如果是若干道试题，每题前面应标出题号。

例 3：

请将应回答的内容填写在试题的________上。

1. 主热证的舌苔有：________、________、________。

2. 在血病辨证中，常见的证候有：________、________、________、________。

3. 平脉，是正常人的脉象，其应具有的 3 个特征是：有________、有________、有________。

答案：

1. 主热证的舌苔有：黄苔、灰苔、黑苔。

2. 在血病辨证中，常见的证候有：血虚证、血瘀证、血热证、血寒证。

3. 平脉，是正常人的脉象，其应具有的 3 个特征是：有胃、有神、有根。

（二）改错题

改错题的试题结构是：在一段叙述中有1处或若干处错误或不确切的内容，要求受试者将错误或不确切的内容用文字改为正确。在命题时，叙述中的要求改错之处可以用下划线标明，也可以不标明。从试题的难易度来看，标明者易答而不标明者难答。用下划线标明者，其答案的（　　）可以放在要求改错的内容之后；不用下划线标明者，其答案的（　　）要放在整道试题之后。

例1：

请将试题中的错误或不确切之处改为正确，填写在（　　）内。

半夏泻心汤的组成药物是：半夏、黄芩、生姜（　　）、甘草、黄柏（　　）、大枣。其功用是：温胃降逆（　　），清热除痞（　　）。

答案：

半夏泻心汤的组成药物是：半夏、黄芩、生姜（干姜）、甘草、黄柏（黄连）、大枣。其功用是：温胃降逆（和胃），清热除痞（开结）。

例2：

请将试题中的错误或不确切之处改为正确，填写在（　　）内。

大青叶的功效是：清热透表，养血消斑。（　　），（　　）。

答案：

大青叶的功效是：清热透表，养血消斑。（ 清热解毒 ），（ 凉血消斑 ）。

改错题可以是1道试题中有1至若干个错误或不确切之处；也可以是1、2、3……若干道试题，每道试题中有1至若干个错误或不确切之处。如果是若干道试题，每题前面应标出题号。

例3：

请将试题中的错误或不确切之处改为正确，填写在（　　　　）内。

1. 患者口中酸馊，属肝胃蕴热；口中乏味，属脾虚湿停。（　　　）；（　　　）。

2. 心火亢盛患者，可见：五心烦热，夜不能寐，口渴溲黄，两颧红赤。（　　　　），（　　　）。

答案：

1. 患者口中酸馊，属肝胃蕴热；口中乏味，属脾虚湿停。（ 伤 食 ）；（ 脾胃气虚 ）。

2. 心火亢盛患者，可见：五心烦热，夜不能寐，口渴溲黄，两颧红赤。（ 心胸烦热 ），（ 面 赤 ）。

（三）名词术语解释题

名词术语解释题，简称词语解释题，又称概念题、简释题，它实际上是简答题中的1个类型。其题型结构是：给出1个名词术语，要求用文字叙述对其进行简明扼要的解释，一般用于检测受试者对一个概念的理解与记忆能力。这种类型的试题，答案虽相对固定，但不一定要求受试者完全按照书本回答，允许用自己的语言表达，只要能解释清楚即可得分。

例：

请解释下列名词术语。

五行：

答案：五行，是指木、火、土、金、水五种物质的运动。

补法：

答案：补法，是通过滋养、补益人体的气血阴阳，使其虚弱得以恢复正常的治法。

大实有羸状：

答案：大实有羸状，是指真实假虚的证候，即其本质是实证，但因实邪阻滞，气血不能畅达，大实之中反而出现某些虚羸的假象。

（四）简答题

简答题，即要求简明扼要回答的问答题。可分为问答式、简要叙述式、判断说明式3种类型。

(1) 问答式简答题

问答式简答题，又称直接回答题。这种题型的命题方式是，提出一个问题，要求受试者直接简要回答，不需分析解释。也就是说，只需回答“是什么”，不必回答“为什么”。这种题型适合于检测受试者对一个具体问题的记忆程度。

例1：

何谓肾不纳气？

答案：肾不纳气，是肾气虚衰，对呼吸之气失于摄纳所表现的证候。临床以呼多吸少，气不得续，动辄喘甚为主症。

例2：

黄疸的辨证纲领与治疗大法是什么？

答案：黄疸的辨证应以阴阳为纲。阳黄属湿热为患；阴黄属寒湿为患。黄疸的治疗大法是祛湿邪，利小便。

（2）简要叙述式简答题

简要叙述式简答题的命题方式是，给出一个试题，要求受试者对试题进行简明扼要的叙述，只答要点，不需展开论述。这种题型适合于检测受试者对问题的掌握程度。

例1：

请简述胸痹的病因病机。

答案：胸痹的病因有：寒邪内侵、饮食不当、情志失调、老年体虚等因素，这些因素还可交互为患。病机有虚实之分：实为寒凝、气滞、血瘀、痰阻，痹遏胸阳，阻滞心脉；虚为心、脾、肝、肾亏虚，心脉失养。临床多表现为虚实夹杂。

例2：

简述益母草的功效及临床应用。

答案：1. 有活血祛瘀之功效，用于治疗妇女血脉阻滞之月经不调、经行不畅、小腹胀痛、经闭、产后瘀阻腹痛、恶露不尽及跌打损伤、瘀血作痛等证。2. 有利尿消肿之功效，用于小便不利、水肿。3. 有清热解毒之功效，适用于疮痈肿毒，皮肤痒疹。

(3) 判断说明式简答题

判断说明式简答题的命题方式是，给出1个试题，要求受试者找出试题中的错误或不确切处并加以改正，还要求说明改正的理由。这种题型实际上是扩展了的改错题，它适合于检测受试者对概念、原理的掌握、应用和鉴别能力。

例1：

请判断下题所述是否正确，如不正确，请改正并说明理由。

因心为君主之官，故情志致病皆与心有关，如："怒则气上"，就是指暴怒可以使气上逆而直接伤心。

答案：其病变是暴怒直接伤肝而不是直接伤心。因为按五行配属，肝在志为怒，故"怒则气上"是指暴怒可以使肝气逆而上冲，气血并走于上，即《内经》所说："大怒则形气绝，而血菀于上，使人薄厥"。

例2：

请判断下题所述是否正确，如不正确，请改正并说明理由。

痉厥，是指动风与四肢厥冷。

答案：此说不确切。痉，是指四肢抽搐，颈项强直，甚则角弓反张，亦称动风。厥，包括神志昏迷的昏厥与四肢冷的肢厥。试题中只提肢厥，未提昏厥，故不确切。

(五) 问答题

问答题，又称论述题，是传统试题中最具有代表性的主观性试题。其题型结构是：以提问的方式或叙述的方式给出1道试题，要求受试者就所给的问题展开论述，其论述要合理，语言要有逻辑性，要点要明确。这种类型的试题适合于综合检测受试者对问题的记忆、理解、掌握、应用、表达能力及发挥、创新能力。命题人员在拟定答案时，可以只列出要点，不止一个的要点，可列出1、2、3……项。

例1：提问式

为什么说脾胃为“后天之本”？

答案要点：

1. 足阳明胃经属胃络脾，足太阴脾经属脾络胃，二者互为表里。

2. 胃主受纳，脾主运化。

3. 脾主升清，胃主降浊。

4. 脾主湿，胃主燥。

脾与胃经脉互相络属，纳运相协，升降相因，燥湿相济，共同完成饮食物的消化吸收及其精微的输布，从而滋养全身，故共同称为“后天之本”。

例2：叙述式

请阐述眩晕的病因病机。

答案要点：

1. 肝阳上亢　素体阳盛，或肝肾阴亏，以至肝阳上亢，上扰清窍，发为眩晕。

2. 气血亏虚　气血不足，清窍失养，发为眩晕。

3. 肾精不足　精不生髓，髓海不足，发为眩晕。

4. 痰湿中阻　痰湿中阻，清阳不升，浊阴不降，发为眩晕。

（六）病案分析题

病案分析题，又称病例分析题。其题型结构是：给出1个完整的临床病例作为试题，要求受试者对该病例作出诊断、分析病机、拟定治疗方案（如：治法、方药，或治法、针灸处方，或按摩推拿治疗方法等）。这类试题可视所占分数多少而提出不同要求，若所占分数多，可要求对治疗方案进行分析；若所占分数少，可不要求对病机、治疗方案进行分析。这种类型的试题适合于综合检测受试者对知识的掌握与应用能力，是对知识与技能的综合检测。命题人员在拟定答案时，可以只列出要点。

例1：

患者，男，32岁。昨晚下班后自觉发热，今晨身热仍不退，遂来就诊。症见：发热（体温38.4℃），微恶风寒，有少量汗出，头痛，咽红疼痛，鼻塞流黄涕，咳嗽咽干，舌边尖红苔薄白而干，脉浮数。

请写出：诊断（病、证名称）、病机分析、治法、方药（药物要写明剂量并注明服几剂）。

答案要点：

诊断：感冒　风热证（或风热感冒）

病机分析：发热，微恶风寒，少量汗出——风热袭表，正邪相争，卫外失司。

鼻塞流黄涕，咳嗽——风热袭表，肺失宣降。

头痛，咽红疼痛，舌边尖红——风热上攻，气血上壅。

咽干、舌干——风热伤津。

脉浮数——浮主表，数主热。

治法：辛凉解表。

方药：银翘散加减

银花12g	连翘12g	芥穗10g	淡豆豉10g
薄荷(后下)6g	牛蒡子10g	桔梗6g	生甘草10g
杏仁10g	芦根15g		

2剂　水煎服（煎药时间不宜过长）

例2：

患者，女，28岁，已婚。患者因与家人不和，情怀抑郁，月经4个月未行，并见急躁易怒，乳房、两胁胀痛，舌边有瘀斑，苔薄黄，脉弦涩。

请写出：诊断（病、证名称）、病机分析、治法、针灸处方并分析方义。

答案要点：

诊断：闭经　气滞血瘀证

病机分析：

情志抑郁，肝失疏泄，故急躁易怒。肝经气滞，故其经脉循行部位乳房、两胁、少腹胀痛。气滞则血瘀，故月经闭止，舌边有瘀斑，脉弦涩。

治法：取任脉、足太阴、厥阴经穴为主，毫针刺，用泻法。

处方：中极　合谷　血海　三阴交　行间

方义：疏肝解郁，理气行瘀。

中极——理冲、任而疏调下焦。

血海、行间——疏调肝脾，行气化瘀。

合谷、三阴交——使气血下行而通经。

（七）方剂分析题

方剂分析题，又称处方分析题。其题型结构是：给出1个方剂作为试题，要求受试者回答方剂的功用、主治、方义分析。这种类型的试题适合于综合检测受试者对方剂组成药物的记忆、理解、掌握及应用能力。命题人员拟定答案时，可只列出要点。

例：

请写出下列方剂的功用、主治，并分析方义。

当归10g　　川芎5g　　白芍药8g　　熟地黄15g

人参3g　　白术10g　　茯苓8g　　炙甘草5g

生姜3片　　大枣2枚

答案要点：

功用：补益气血（或气血双补）。

主治：气血两虚。面色苍白或萎黄，头晕目眩，倦怠乏力，气短懒言，心悸怔忡，纳呆食少，舌淡苔薄白，脉细弱。

方义分析：本方名为八珍汤，系由四物汤合四君子汤加生姜、大枣组成。方中归、芍、地滋阴养血，川芎入血分而行气，使归、芍、地补而不滞。参、术、苓、草补脾益气，加姜、枣助参、术入气分以调和脾胃。诸药相伍，共奏气血双补之功。

第三部分　命审题的规则

命审题的规则，主要包括试题的内容、命审题的技术、试题的语言文字三个方面。在命审题过程中，一定要严格按照各种题型的命题规则，使这三方面达到标准化、规范化，才能使整个试卷具有严密的科学性。

一、试题的内容

（1）试题的内容要符合考试要求，不得超出受试者所应具有的能力水平。命题要以《考试大纲》为依据，绝对不能超出《考试大纲》所规定的内容和范围。试题的覆盖面要能涵盖《考试大纲》的所有要点。

（2）在命审题过程中，各类型的选择题所占的比例应有所区别。一般来说，在试题总量中，A 型题应占 50%（其中 A_1 型题占 20%，A_2 型题、A_3 型题、A_4 型题各占 10%），B 型题应占 20%（其中 B_1 型题与 B_2 型题各占 10%），C 型题、K 型题、X 型题应各占 10%。

（3）试题的内容要有科学性，数字要准确，名词术语、计量单位要规范。如，血压：180/112mmHg（24/15kPa）。（注：压力 mmHg 到 kPa 的换算方法为：1mmHg × 0.133322 = 1 kPa）

例：

患者，男，65 岁。患眩晕 12 年，平时经常眩晕耳鸣，头部胀痛，每于劳累、恼怒、饮酒后头晕胀痛加剧。近日因与邻里发生纠纷而病情加重，头晕胀痛，面部潮红，急躁易怒，少寐多梦，心烦口苦，舌红苔黄，脉弦有力，血压 180/112mmHg（24/15kPa）。治疗应首选

A. 归脾汤

B. 左归丸

C. 半夏白术天麻汤

D. 天麻钩藤饮

E. 知柏地黄丸

答案：D

（4）试题内容要有较好的代表性，能反映出本学科的重点，不要考枝节问题，剂量、正常值及类似的数据，只有对受试者来说是重要的，并且要求受试者在不查阅书本的情况下应当记住的才允许列入试题中。不得出偏题、怪题、冷僻题。

（5）试题内容不应存在性别、种族歧视，应避免地域差别形成的“地理优势”而导致的不公平性。

（6）从国外书刊中选用或改编的试题，其临床情景要符合我国的文化背景、传统习惯，其表述方式要符合中文的语序。

例：

黑色粪便见于服用下列物质，但**哪项除外**

A. 铁剂

B. 活性剂

C. 动物血

D. 动物肝

E. 钡剂

答案：E

分析：这道试题是否定式，即要求在5个备选答案中否定1项，但其题干的表述方式是倒装句，不符合中文的语序。应将题干改为："服用下列哪项物质不会出现黑色粪便"。

（7）试题答案必须是科学的，不致引起争论的确定答案。A_1型题、A_2型题、A_3型题、A_4型题、B_1型题、B_2型题、C型题、K型题的每1道试题都只有1个最佳答案，不得出现两个或两个以上的答案。

例1：

命门是指

A. 右肾

B. 左右两肾

C. 两肾之间

D. 肾间动气

E. 目

答案：A

分析：这道试题的答案属于有争议的答案。因为《难经》执"右肾"为命门说；元代滑寿、明代张介宾等医学家执"两肾"皆为命门说；明代赵献可等医学家执"两肾之间"为命门说；明代孙一奎等医学家执命门为“肾间动气”说；《内经》执“目”为命门说。历代文献对命门的说法存在争议，故此题答案难以确定，此类试题不应出现。

例2：

中医外科运用理气行滞法时，常与哪种治法配合

A. 补益气血

B. 活血化瘀

C. 疏肝解郁

D. 疏肝理气

E. 疏肝健脾

答案：C（B）

分析：这道试题中，存在两个问题。一是“D. 疏肝理气”就包含在理气行滞法中，二者没有原则上的区别，因此对选项C干扰意义不大。二是在临床运用理气行滞法时，活血化瘀法与疏肝解郁法均常配合使用，故其答案应是B与C均对，即有两个答案，而C不是唯一的最佳答案。这道试题不符合A型题的命题规则，应予删除。

例3：

A. 牢脉

B. 弱脉

C. 滑脉

D. 结脉

E. 动脉

1. 属于沉脉类的脉象是　答案：A（B）

2. 属于虚脉类的脉象是　答案：B

分析：题干1的答案给出的是A，但弱脉的脉象是极软而沉细，其主病虽主气血不足，属虚脉类，但从脉位来说，也属沉脉类，故这道题的答案应是A与B均对，而A不是唯一的最佳答案。这道试题不符合B型题的命题规则，应予删除。

二、命审题的技术

（1）一道试题要求解决一个单一问题，5个备选答案应当在同一个层次上。如：题干提出的是治疗问题，5个备选答案就应当都是与治疗相关的内容，而不应既有治疗方面的内容，又有病因、诊断等其它方面的内容。如果备选答案不在一个层次上，往往带有暗示作用，从而减低了干扰答案的干扰性。

例1：

患者，女，45岁，已婚。1年来带下量多，阴部瘙痒难忍。使用中药熏洗，应当采取的方法是

A. 先熏后洗

B. 先洗后熏

C. 直接坐浴

D. 中药灌洗

E. 中药外敷

答案：A

分析：这道试题的题干提出的问题是“使用中药熏洗，应当采取的方法是”。备选答案中，只有A、B两个

选项提到熏洗，选项 C、D、E 均未提到熏洗。A、B 与 C、D、E 5 个选项不在同一个层次上，明显带有暗示作用，这道试题就等于在 A 与 B 两项中选 1 项，从而降低了试题的难度。

例 2：

A. 医德考核结果

B. 技术考核结果

C. 上岗前医德培训

D. 医务人员行为规范

E. 文明礼貌服务

1.《医务人员医德规范及实施办法》规定：作为应聘、提薪、晋升及评选先进工作者的首要条件是

答案：A

2. 实行医院新成员上岗前教育并使之形成制度的是

答案：C

分析：从这道试题中的 5 个备选答案中可以明显看出，A、B 是针对题干 1 的选项，C、D、E 是针对题干 2 的选项，暗示作用非常突出，5 个备选答案不在同一个层次上，从而降低了试题的难度。出现这种情况的原因，是因为两个题干所提出的不是一个层次的问题，此类试题不应出现。

（2）在一道试题中，备选答案之间不能互相包容、互相重叠、互相依赖，也不能互相同意、互相排斥。互相包容，是指一个选项包含其它选项；互相重叠，是指选项之间在逻辑上有交叉的地方；互相依赖，是指选项

之间彼此不独立，要对都对，要错都错；互相同意，是指一个选项与另一个选项在内容上互相支持或一致；互相排斥，是指一个选项否定另一个选项。其中，在命题中最容易出现的是互相包容与互相重叠。

例1：（互相包容）

大多数肠套叠见于

A. 乳婴

B. 2 周岁以内

C. 4 周岁以内

D. 学龄儿童

E. 成年人

答案：B

分析：在这道试题中，C 与 B 是互相包容的，因为 4 周岁以内也包容了 2 周岁以内。

例2：（互相重叠）

按小儿年龄分期，幼儿期是指

A. 28 天 ~1 周岁

B. 1 周岁 ~3 周岁

C. 2 周岁 ~3 周岁

D. 3 周岁 ~4 周岁

E. 4 周岁 ~5 周岁

答案：B

分析：在这道试题中，备选答案 A 与 B 互相重叠（均有 1 周岁），D 与 E 互相重叠（均有 4 周岁），而 B 与 C 既互相包容又互相重叠（1 周岁 ~3 周岁包容 2 周岁~3周岁；3周岁互相重叠)。

(3) 备选答案中如果出现相同的表述词语，应统一放到题干中。

例1：

患者健忘失眠，眩晕耳鸣，五心烦热，胁痛腰痠，口干咽燥，舌红少津，脉细数。其证候是

A. 肾阴虚证

B. 心阴虚证

C. 肝肾阴虚证

D. 肝血虚证

E. 肺肾阴虚证

答案：C

分析：在这道试题中，A、B、C、D、E 5个备选答案中均有“证”字，因题干中有“其证候是”，故5个备选答案中的“证”字均可删去，修改为：

A. 肾阴虚

B. 心阴虚

C. 肝肾阴虚

D. 肝血虚

E. 肺肾阴虚

例2：

A. 咯血并伴有心悸气短

B. 咯血并伴有低热盗汗

C. 咯血并伴有大量脓痰

D. 咯血并伴有紫癜

E. 咯血并伴有黄疸

1. 二尖瓣狭窄可见　　答案：A

2. 肺结核可见　　　　答案：B

分析：在这道试题中，A、B、C、D、E 5 个备选答案中均有"咯血并伴有"，可以统一到题干中，修改为：

A. 心悸气短

B. 低热盗汗

C. 大量脓痰

D. 紫癜

E. 黄疸

1. 二尖瓣狭窄可见咯血并伴有　　答案：A

2. 肺结核可见咯血并伴有　　　　答案：B

（4）5 个备选答案应该按逻辑顺序排列，如果是数字，应按从小到大或从大到小顺序排列，以避免因数字排列凌乱而增加受试者阅读试题的时间，无意义地增加了试题难度。

例：

小儿出生时身长约 50cm，出生后第一年增长的厘米数应是

A. 20

B. 15

C. 35

D. 30

E. 25

答案：E

分析：在这道试题中，数字的排列既非从小到大，也非从大到小，其排列无顺序，增加了受试者的阅读时间，无谓增加难度，应当改为：

A. 15

B. 20

C. 25

D. 30

E. 35

（从小到大排列）或

A. 35

B. 30

C. 25

D. 20

E. 15

（从大到小排列）。

（5）在每种题型的所有试题中，正确答案在A、B、C、D、E 5个字母的位置上出现的几率应大致相等（各占20%左右），不应过分集中于某一位置。

（6）试题的成功与否，很大程度上取决于备选答案拟得好不好，干扰答案必须似是而非，对受试者有一定程度的迷惑性，既要能迷惑水平较差的受试者，但又不能完全迷惑优秀的受试者，否则就没有区别性。

例：

患者面色萎黄，口唇爪甲苍白，眩晕失眠，手足发麻，舌淡苔白，脉细无力。其证候是

A. 血瘀

B. 血热

C. 血虚

D. 血寒

E. 以上均非

答案：C

分析：这道试题的题干是非常明显的血虚证，其备选答案中的A、B、D、E均没有迷惑性。

（7）必须避免给受试者暗示或无意中泄漏答案。常见的暗示是：正确答案比干扰答案长一些、清楚些；正确答案与题干之间存在某些共同因素；用词上有区别，正确答案使用专业术语，干扰答案不仅不使用专业术语，反而使用医学上不常用或不应当用的词语等。因此，各项备选答案在文句长度上，明白程度上或技术程度上不应有明显的差别。

例1：

肛瘘患者，脓出稀薄不臭，淋漓不尽，伴低热盗汗，面色萎黄，神疲纳呆。检查：局部疮口潜形，周围有空腔。其证候是

A. 气血两虚

B. 气阴两亏兼湿热下注

C. 阴虚火旺

D. 脾肾两虚

E. 肺肾阴虚

答案：B

分析：在这道试题的备选答案中，选项 B 的文字比其它选项长，有明显的暗示作用。

例 2：(共用题干 1 ~3 题)

患者，女，28 岁。2 周前曾有上呼吸道感染发病史，目前已趋痊愈。3 天前颈前左侧肿痛，日渐加重，疼痛波及左耳后，结喉左旁触及肿块，边界不清，约 2 cm × 3cm，触痛明显，皮色微红，可随吞咽上下移动，伴咽干咽痛，进食吞咽正常，无乳蛾肿大，舌红苔薄黄，脉浮数。

1. 其诊断是

A. 颈痈，风热痰凝

B. 瘰疬，阴虚火旺

C. 锁喉痈，痰热蕴结

D. 瘿痈，风热痰凝

E. 肉瘿，气滞痰凝

答案：D

2. 其病名是

A. 颈痈

B. 瘰疬

C. 锁喉痈

D. 瘿痈

E. 肉瘿

答案：D

3. 其证候是

A. 风热痰凝

B. 气滞痰凝

C. 气滞血瘀

D. 肝郁火旺

E. 火毒入血

答案：A

分析：在这3道试题中，题干1要求回答诊断的结果，它包括了病名和证候，如果题干1答对，则题干2与3必然答对，暗示作用非常明显，此类试题不应出现。

例3：

A. 睾丸肿痛，阴囊无红肿

B. 睾丸无肿痛，阴囊红肿热痛

C. 睾丸疼痛剧烈，托起阴囊疼痛加剧

D. 睾丸肿块质地坚硬，沉重感明显

E. 睾丸暴露，阴囊迅速紫黑腐烂

1. 睾丸扭转的临床特点是　答案：C

2. 睾丸肿瘤的临床特点是　答案：D

分析：在这两道试题中，备选答案D明确写出“睾丸肿块质地坚硬”对题干2有明显的暗示作用。

例4：

A.《素问·至真要大论》

A.《素问·病能论》

B.《河间六书·狂越》

C.《丹溪心法·癫狂》

D.《素问·生气通天论》

1. “阴不胜其阳，则脉流薄疾，并乃狂”之论，出

自 答案：E

2.“心火旺，肾阳衰，乃失志而狂越”之论，出自

答案：C

分析：在这两道试题中，备选答案C写出了“狂越”这一名词，对题干2有明显的暗示作用。

例5：

护理专业实习生在护理中发生差错时，带教老师应

A. 推卸责任

B. 及时报告

C. 指责学生

D. 自行处理

E. 隐瞒不报

答案：B

分析：在这道试题中，A、C、E 3个备选答案所使用的词语明显不符合带教老师所应有的行为，有极强的暗示作用。应当改为：

A. 承担责任

B. 及时报告

C. 批评学生

D. 自行处理

E. 向其学校通报

（8）A型题（含A_1型题、A_2型题、A_3型题、A_4型题）的干扰答案，可以是完全不正确，也可以是部分正确，但都不是最佳选择。在A_{1-2}型题中，第5选项E固定为“以上均非”，若该项为正确答案，则其它备选答

案必须是绝对错误的，而不应是部分正确；若该项为干扰答案，则其它备选答案中必有1项是正确答案。“以上均非”这种A_1型题因减少了一个有实际内容的选项，一般来说降低了试题的难度，所以要求尽量不出或少出，如果某道试题只能找出4个选项，实在无法找出第5个选项时，可用它代替。另外，将第5选项E固定为“以上均是”的做法是错误的，因为这种试题中的5个备选答案均为最佳选择，不符合A型题的命题规则，不允许出现此类试题。

例1：

人参对心血管系统的药理作用是

A. 治疗量可加强心脏收缩力，减慢心率

B. 对心功能不全的强心作用更明显

C. 具有抗心肌缺血的作用，作用与心得安相似

D. 扩张血管的有效成分是人参皂苷

E. 以上均是

答案：E

分析：在这道试题中，A. B. C. D. E 5个备选答案都是最佳选择，选择其中任何一项均正确，答案不是唯一的，不符合A型题的命题规则，应当删除。

例2：

下列哪种情况**不能**采取按摩推拿方法治疗

A. 消化道器质性梗阻

B. 颅内占位性病变所引起的呕吐

C. 中毒

D. 头部外伤所引起的呕吐

E. 以上均是

答案：E

分析：在这道试题中，A. B. C. D. E 5 个备选答案都是最佳选择，选择其中任何一项均正确，答案不是唯一的，不符合 A 型题的命题规则，应当删除。

（9）在 A_2 型题的题干所提供的病例中，若症状或检验项目不全，无法准确回答者，属无答案试题，命题中不允许出现。

例：

患者风团时作，突发速消，时隐时现，瘙痒难耐。治疗应首选

A. 消风散

B. 桂枝汤

C. 防风通圣散

D. 八珍汤

E. 当归饮子

答案：A

分析：这道试题的题干仅叙述了各种证候类型瘾疹的共同特征，而关于各种证候类型的不同症状却未给提供，临床资料不全，受试者无法判断其属何种证候，也就无法准确回答“治疗应首选”的方剂。选择试题中给出的治疗瘾疹风热证的备选答案 A 没有依据，属无答案试题。命题者既然给出了答案是 A，在题干中就应该给出瘾疹风热证的临床表现。此题题干应修改为：“患者

风团时作，突发速消，时隐时现，瘙痒难耐，皮疹色红，遇热加剧，得冷则减，舌苔薄黄，脉浮数”。

(10) B_1 型题的两个题干可以采取 A_1 型题形式，也可以采取 A_2 型题形式，但不能一个用 A_1 型，一个用 A_2 型，两个题干形式要一致。两个题干的表述方式亦应当一致，用叙述式均用叙述式，用问答式均用问答式，不能一题用叙述式，另一题用问答式，也不能一题要求肯定一项，另一题要求否定一项。B_1 型题虽可采取 A_1 型题或 A_2 型题形式，但并不是两个 A_1 型题或两个 A_2 型题的简单组合，而应是在两个题干共用的 5 个备选答案中互相之间有干扰或鉴别意义。

例1：

A. 胃苓汤

B. 补中益气汤

C. 参苓白术散

D. 附子理中丸

E. 四神丸

1. 患者，男，61 岁。每于黎明之前泄泻，腹部作痛，肠鸣即泻，泻后则安，形寒肢冷，腰膝痠软，舌淡苔白，脉沉细。治疗应首选。　　答案：E

2. 治疗泄泻脾胃虚弱证，应首选　　答案：C

分析：在这两道试题的题干中，题干 1 采取了 A_2 型题形式，而题干 2 采取了 A_1 型题形式，两个题干的形式不一致。可将题干 1 修改为：“治疗肾阳虚衰证，应首选”，从而使两个题干均成为 A_1 型题形式。也可以将题干2修改为："患者，女，45岁。大便时溏时泻，水谷不化，稍进油腻之物则大便次数增多，饮食减少，腹胀，神疲乏力，面色萎黄，舌淡苔白，脉细弱。治疗应首选"，从而使两个题干均成为A_2型题形式。

例2：

A. 督脉

B. 足阳明胃经

C. 足太阳膀胱经

D. 足厥阴肝经

E. 足少阳胆经

1. 疮疡生于乳头，其病变在　　答案：D

2. 疮疡生于耳部前后，属何经病变　答案：E

分析：这两道试题的题干均采取了A_1型题形式，但题干1是叙述式，题干2是问答式，其表述方式不一致，不符合逻辑。应当将题干2修改为："疮疡生于耳部前后，其病变在"，这样修改后，则两个题干均为叙述式。或将题干1修改为："疮疡生于乳头，属何经病变"，这样修改后，则两个题干均为问答式。

例3：

A. 阴阳偏盛

B. 阴阳偏衰

C. 阴阳互损

D. 阴阳格拒

E. 阴阳离决

1. 形成阴阳两虚证的病机是　答案：C

2. 形成寒热真假证的病机是　答案：D

分析：在这道试题中，两个题干均是问病机，且均与阴阳之间的相互关系有关，两个题干均在共用的 5 个备选答案中选择正确答案，互相之间具有干扰和鉴别意义。因此，就比两个 A_1 型题的简单组合更深入一步。

（11）选择题的题干及备选答案文字较长者，叙述中可加标点符号，但无论是叙述式还是问答式，结尾均不加标点符号。

例 1：

下列**除哪项外**，均可见于月经先期虚热证

A. 月经提前，量少

B. 经色红，质黏稠

C. 口渴喜饮，面赤舌红

D. 两颧潮红，手足心热

E. 脉细数

答案：C

分析：这道试题是问答式的 A_1 型题，题干与备选答案在叙述中均加了标点符号，但题干的结尾不加问号，5 个备选答案的结尾也不加句号。

例 2：

A. 肿势高起，根盘收束

B. 肿势皮紧内软，不红不热，常随喜怒消长

C. 漫肿宣浮，或游走不定，不红微热，轻微疼痛

D. 肿而胀急，色初黯褐，后转青紫，逐渐变黄，消退

E. 肿而木硬，皮色不泽，不红不热，常伴有疼痛

1. 以肿的成因辨证，属寒者，其表现是　答案：E

2. 以肿的成因辨证，属实者，其表现是　答案：A

分析：这两道试题是叙述式的 B_1 型题，题干与备选答案在叙述中均加了标点符号，但题干的结尾不加冒号，5 个备选答案的结尾也不加句号。

(12) 题干尽量采用正面肯定叙述，少用否定式，如：**“不是”**、**“除哪项外”** 等，避免人为地增加试题难度。因为受试者易形成思维定式，如果偶尔出现否定式试题，容易误看成肯定式而错答。即使出现这类试题，否定词一定要用黑体字标示，以提醒受试者。

(13) 题干中不允许出现双重否定式。

例 1：

下列关于腹腔穿刺术的叙述，**除哪项外**，均是**错误**的

A. 排空膀胱，取膀胱截石位

B. 穿刺是在左下腹脐与左髂前上棘连线中内 1/3 交界处

C. 穿刺时患者深吸气

D. 穿刺针呈 45°刺入腹腔

E. 穿刺完毕后，拔出穿刺针，局部盖以无菌纱布

分析：在这道试题的题干中，“**除哪项外**”是否定式，“**错误的**”又是否定式，两个否定式构成了双重否定式，实际上是要求肯定一项。这种文字游戏有极大的误导作用，也不符合中国人的语言习惯，无形中加大了

试题难度，因此在命题中不允许出现。这道题的题干应改为："下列关于腹腔穿刺的叙述，正确的是"。

例2：

下列**除哪项外，不适用于**麦冬的粉碎

A. 混合粉碎

B. 串料粉碎

C. 单独粉碎

D. 低温粉碎

E. 湿法粉碎

答案：E

分析：在这道试题的题干中，"**除哪项外**"是否定式，"**不适用于**"又是否定式，两个否定式构成了双重否定式，实际上是要求肯定一项。按其题意，这道试题的题干应修改为："下列哪项适用于麦冬的粉碎"。但其答案是"E. 湿法粉碎"，而湿法粉碎恰恰不适用于麦冬的粉碎，说明这道试题不仅使用了双重否定式，而且表意错误，使该试题无法回答。这种试题不符合A型题的命题规则，属于错题。因为除了E以外，A、B、C、D 4个选项均适用于麦冬的粉碎，故应当将题干修改为："下列**除哪项外**，均适用于麦冬的粉碎"，或者："下列各项，**不适用于**麦冬粉碎的方法是"。

三、试题的语言、文字

（1）试题在叙述上要力求清楚、准确、精炼，删去一切不必要的无关因素。应当排除晦涩难懂、含混不清、

意义不明确或其它容易造成误解、歧义的语句。试题文字不可过长，应以平均1分钟答完一题为限。试题的难度应体现在考察专业水平上，不能因文字表达含混不清或文字过长而人为地增加难度。

例1：

下列哪项属于反射性呕吐

A. 中枢神经系统感染

B. 肾绞痛

C. 颅内高压

D. 尿毒症

E. 青光眼

答案：B

分析：这道试题的题干问的是“下列哪项属于反射性呕吐”，而提供的5个备选答案中所给出的都是病变而不是呕吐，试题表述不清。应当将题干修改为：“下列哪项可引起反射性呕吐”。另外，该试题给出的答案是B，但E也是正确答案。也就是说，此题有两个最佳选择，这不符合 A_1 型题的命题规则，应当修改为：“E. 偏头痛”。修改后的试题为：

下列哪项可引起反射性呕吐

A. 中枢神经系统感染

B. 肾绞痛

C. 颅内高压

D. 尿毒症

E. 偏头痛

答案：B

例 2：

A. 急性心肌梗死

B. 流行性胸痛

C. 急性白血病

D. 肋间神经痛

E. 非化脓性肋软骨炎

1. 自发性胸骨痛与胸骨压痛　　　　答案：C

2. 第 1、2 肋软骨剧痛，局部隆起　　答案：E

分析：这两道试题的题干叙述的是胸痛的部位与疼痛的性质，5 个备选答案给出的是病变，题干与备选答案之间缺少必要的联系，提问的含义不清。应当将两个题干修改为：

1. 自发性胸骨痛与胸骨压痛者，可见于

2. 第 1、2 肋软骨剧痛，局部隆起者，可见于

（2）备选答案要简明扼要，各备选答案在形式上应当协调，或为文字叙述、或为数字、或为图形，应取得一致，以免提供暗示。

（3）命题语言一律使用标准普通话、专业术语，不得使用地方语、俗语、口语。从国外书刊中翻译选用或改编的试题，其语言、语序要符合中文要求。

（4）试题文字要力求简练，但应当表义明确，不能因过简而造成不知所云或表义不清。

例 1：

胃

A. 入口是幽门

B. 出口是贲门

C. 下缘称胃小弯

D. 胃底在其最低部位

E. 其位置可随内容物多少而改变

答案：E

分析：在这道试题中，题干只有一个“胃”字，表义不清。应修改为：“下列关于胃的叙述，正确的是”。

例2：

A. 鲜血便

B. 柏油样便

C. 灰白色便

D. 水样便

E. 绿色稀便

1. 直肠癌　　　　　答案：A

2. 上消化道出血　　答案：B

分析：在这道试题中，两个题干只列出病名，未明确所问的内容，表义不清。应修改为：

1. 直肠癌患者排出的粪便是　　　　答案：A

2. 上消化道出血患者排出的粪便是　答案：B

（5）选择题中，备选答案是方剂的题目，应当写原方，一般情况下不写“××方加减”。因为有些方剂组成相近，稍事加减即可能成为同一方剂。

例：

治疗阴虚火旺，骨蒸潮热的方剂是

A. 六味地黄汤加减

B. 知柏地黄汤加减

C. 杞菊地黄汤加减

D. 麦味地黄汤加减

E. 金匮肾气汤加减

答案：B

分析：在这道试题中，5 个备选答案的方剂均只两味药之差，且功用相近，加减之后可能成为同一方剂，这种试题考察意义不大。

（6）在中医、中西医结合试题的备选答案中，如果是几个中医方剂合用，其书写格式为：某方“合”某方、某方；如果是中、西药合用，其书写格式为：西药“加”中医方剂（中医方剂只允许写一个）。

例 1：

治疗胃热壅盛之吐血，应首选

A. 泻心汤合黛蛤散

B. 泻白散合黛蛤散

C. 泻心汤合十灰散

D. 玉女煎合十灰散、黛蛤散

E. 黄土汤合十灰散

答案：C

例 2：

患者，女，35 岁，已婚。婚后 6 年不孕，月经 3 ~ 4 个月一行，带下量多、质稠，胸闷纳差，嗜睡乏力，形体肥胖，肢体多毛，舌淡胖苔白腻，脉濡滑。妇科盆腔检查正常，基础体温连续测定为单相型，男方检查未见异常。治疗应首选

A. 黄体酮加归脾汤

B. 黄体酮加启宫丸

C. 氯底酚胺加启宫丸

D. 氯底酚胺加归脾汤

E. 氯底酚胺加温土毓麟汤

答案：C

（7）凡要求选择的备选答案是治疗某病证的方剂或药物时，其题干的书写格式为："治疗"二字在前，然后写病证名称，最后写"应首选"三字；如果备选答案中既有方药，又有其它治疗措施，如吸氧、气管切开、枕冰袋等，则将"应首选"改为"应首选的措施是"。

例1：

治疗心悸水气凌心证，应首选

A. 桂枝甘草龙骨牡蛎汤

B. 五苓散

C. 金匮肾气丸

D. 苓桂术甘汤

E. 安神定志丸

答案：D

例2：

治疗自然流产，小腹阵阵剧痛，腰部痠坠，阴道出血量多如注，夹有血块及小块组织物者，应首选的措施是

A. 急煎生化汤顿服

B. 肌注孕激素安胎

C. 紧急止血

D. 急行清宫术

E. 继续观察后再作处理

答案：D

(8) 凡A型题或B型题，要求为病例选择方药，其题干书写格式为：在病例叙述完毕后，写“治疗应首选”。

例：

患者，女，52岁。多思善虑，心悸胆怯，少寐健忘，面色不华，头晕神疲，食欲不振，舌淡少苔，脉细弱。治疗应首选

A. 归脾汤

B. 甘麦大枣汤

C. 天王补心丹

D. 酸枣仁汤

E. 四物汤

答案：A

(9) 在题干中要求选择西医病名或中医病证名称者，凡能确诊的，其书写格式为：“其诊断是”；凡有疑似的，其书写格式为：“应首先考虑的是”；在题干中要求选择中医证候类型者，中医专业的书写格式为：“其证候是”；中西医结合专业的书写格式为：“其证型是”。

例1：

患者，女，27岁。昨晚10时上腹部阵发性疼痛，伴恶心，呕吐胃内容物1次。今晨疼痛转移至右下腹，

体温升高，体检：体温 38.2℃，腹肌紧张，右下腹压痛、反跳痛，血白细胞 15×10^9/L，中性 84%，舌红苔黄燥，脉弦数。其诊断是

A. 急性胆囊炎

B. 急性阑尾炎

C. 急性胃肠炎

D. 急性附件炎

E. 右侧输尿管结石

答案：B

例 2：

患者，女，28 岁，已婚。产后 3 天，高热寒战，小腹疼痛拒按，恶露量多，色紫黯如败酱、有臭气，心烦躁扰，口渴欲饮，大便燥结，舌红苔黄，脉弦数。其诊断是

A. 产后发热，血瘀证

B. 产后腹痛，血瘀证

C. 产后恶露过少，血瘀证

D. 产后发热，外感风寒证

E. 产后发热，感染邪毒证

答案：E

例 3：

患者，男，24 岁。因 40 分钟前突发呼吸困难而来急诊。查体：端坐位呼吸，口唇轻度紫绀，心率 108 次/分钟，律齐，未闻及杂音，双肺满布哮鸣音。应首先考虑的是

A. 支气管哮喘

B. 气道异物

C. 急性喉炎

D. 心源性哮喘

E. 自发性气胸

答案：A

例4：

患儿，2岁。泄泻1天，达7~8次，便下清稀，中多泡沫，臭气不甚，腹痛肠鸣，舌苔白腻。其证候是

A. 风寒泻

B. 伤食泻

C. 湿热泻

D. 脾虚泻

E. 脾肾阳虚泻

答案：A

例5：

患者，男，53岁。患风湿性心脏病15年，逐年加重，渐至心悸，喘息不能平卧，颜面、四肢浮肿，形寒肢冷，脘腹胀满，便溏溲短，舌淡苔薄白，脉沉细弱。其证型是

A. 水气凌心

B. 肾阳不足

C. 心肾阳虚

D. 心阳不足

E. 气虚血瘀

答案：C

（10）凡在题干中要求选择治法的试题，其书写格式为：“其治法是”，不能写为“其治则是”。因为在各科试题中所问的多是具体治法，而不是治疗原则。

（11）在中西医结合试题中，如果题干是要求为确诊而选择检查项目时，其书写格式为：“为确诊，应作的检查是”或“最有诊断意义的是”。

例：

患者，男，58岁。突发心前区疼痛，发作频繁，每次持续时间长达1小时，伴恶心呕吐，出冷汗。为确诊，应作的检查是

A. 胸部X线片

B. 心电图

C. B型超声波

D. 血常规

E. 血气分析

答案：B

（12）西医、中西医结合试题的检查项目书写格式为：

查体：只限于视、触、扣、听、嗅的体检诊断范围。

检查：既包括体检诊断，又包括实验室检查、心电图诊断、X线诊断、B型超声波诊断等。

“实验室检查”不能写为“化验”。

（13）试题中检查项目一律用汉字，如血常规、血压等，不能写血Rt、BP(个别用汉字表达困难者除外，如

T_3、T_4）。血红、白细胞计数不能写血红、白血球计数。

（14）A_2 型题的书写格式为：患者，男（女），××岁。……（症状），舌质舌苔（若舌质与舌苔均写者，其“质”字可省略。若只写舌苔者，必须写“舌苔”二字，不能只写“苔”），脉象在书写中，“象”字可省略。若病情与性别、年龄无关者，可只写患者……（患者与症状之间不用逗号）。

例1：

患者，女，49岁。干咳少痰，口干咽燥，消瘦神疲，手足心热，舌红少苔，脉细数。治疗应首选

A. 止嗽散

B. 桑菊饮

C. 桑杏饮

D. 二陈汤

E. 沙参麦冬汤

答案：E

例2：

患者咳嗽气急，咳痰量多，质稠色黄，胸胁胀痛，面赤身热，口干，舌苔黄腻而干，脉滑数。治疗应首选

A. 泻白散合黛蛤散

B. 桑白皮汤

C. 桔梗汤合黛蛤散

D. 清金化痰汤

E. 千金苇茎汤合黛蛤散

答案：D

儿科的书写格式为：患儿，×岁。与性别无关的疾

病可不写性别。

妇科的书写格式为：患者，女，××岁，已婚（未婚）。……。

（十五）凡试题中涉及数字者，统一用阿拉伯数字。

第四部分　试题卡的填写要求

中医药考试命题试题卡　　编码：

<table>
<tr><td>科目</td><td colspan="10"></td><td>命题人</td><td colspan="3"></td><td>审题人</td><td colspan="2"></td></tr>
<tr><td>单元</td><td colspan="10"></td><td>细目</td><td colspan="3"></td><td>要点</td><td colspan="2"></td></tr>
<tr><td rowspan="2">题型</td><td>A_1</td><td>A_2</td><td>A_3</td><td>A_4</td><td>B_1</td><td>B_2</td><td>C</td><td>K</td><td>X</td><td>其它</td><td rowspan="2">预计难度</td><td>难</td><td>中</td><td>易</td><td rowspan="2">认知层次</td><td>知识</td><td>技能</td></tr>
<tr><td></td><td></td><td></td><td></td><td></td><td></td><td></td><td></td><td></td><td></td><td></td><td></td><td></td><td></td><td></td></tr>
<tr><td colspan="18">试题：</td></tr>
<tr><td>答案</td><td colspan="2"></td><td colspan="3">答案出处</td><td colspan="3"></td><td colspan="3">通过率（实测难度）</td><td colspan="3"></td><td colspan="2">区分度</td><td></td></tr>
</table>

试题卡书写必须工整、规范，不得写草体字、异体字、不规范字。试题卡填写要求如下：

（一）编码

选择题按 A_1、A_2、A_3、A_4、B_1、B_2、C、K、X 型题分类；非选择题按各自所属的题型分类。各类型试题按单元、细目、要点的顺序，由前到后分别编号。如：

A_1 -1、A_1 -2、A_1 -3……

A_2 -1、A_2 -2、A_2 -3……

A_3 -1、A_3 -2、A_3 -3……

A_4 -1、A_4 -2、A_4 -3……

B_1 -1、B_1 -2、B_1 -3……

B_2 -1、B_2 -2、B_2 -3……

C -1、C -2、C -3……

K -1、K -2、K -3……

X -1、X -2、X -3……

填空 -1、填空 -2、填空 -3……

改错 -1、改错 -2、改错 -3……

词解 -1、词解 -2、词解 -3……

简答 -1、简答 -2、简答 -3……

问答 -1、问答 -2、问答 -3……

病案 -1、病案 -2、病案 -3……

方析 -1、方析 -2、方析 -3……

注：A_3 型题、A_4 型题共用题干下的每道试题用 1 张题卡，每道题均单独编号。

(二) 科目、命题人

由命题人填写。科目可用简称，如：中基、中诊、中内、西诊、西内等。

(三) 审题人

由审题人填写。

(四) 单元、细目、要点

由命题人填写，审题人审核。要严格对照《考试大纲》填写，切勿遗漏，前后次序切勿颠倒。单元、细目、要点均只要求标出正确答案所在的位置，其它选项可不填写。

例：

单元	5	细目	2	要点	3

（五）题型

选择题在试题卡 A_1、A_2、A_3、A_4、B_1、B_2、C、K、X 项下的空格内划“√”。非选择题在“其它”项下写明简称，如“填空”、“改错”、“词解”、“简答”、“问答”、“病案”、“方析”。

（六）预计难度

预计难度又称预估难度、主观难度。是由命题人员根据自己的经验所做出的判定。难度分为难、中、易 3 级，判定后分别在难、中、易项下的空格内划“√”。判定预计难度时应考虑下列诸因素：

（1）各类、各级考试试题的难度以该类、该级别人员中等水平者的答题能力为依据，预计约半数的人能答对者为“中”；有 2/3 以上的人能答对者为“易”；有 1/3以下的人能答对者为“难”。

（2）试题内容本身的难度与认知层次有关，问题解决比理解记忆难。

（3）试题的难度与题型有关，同一内容，在不同题型中，难度亦有区别。

（4）试题难度与受试者的知识、经验和心理反应过程有关。平时学习时经常出错、易混淆、易被忽视的内容，一般较难。

（5）不同命题者，对同一试题预计难度的看法不尽一致。要求命审题人员共同协商判定，力求一致，如实在不能统一，则可在难、中、易项下分别划“√”，命题者用黑色笔，审题者用红色笔。

（七）认知层次

认知层次，又称题性，是指试题的性质——属知识性试题或技能性试题。要求分别在知识、技能项下的空格内划“√”。有的试题既可以归属于知识性试题，又可以归属于技能性试题，可根据其主要性质或题量的需要确定其归属，或在两项下空格中均划“√”。

（八）试题的题干与备选答案

（1）在选择题中，A型题、K型题、X型题的题干在前，B型题、C型题的两个题干在后，首行空两格书写，回行顶格书写。

A型题、B型题、C型题、X型题的备选答案按A、B、C、D、E……顺序排列；K型题的备选答案按①②③④顺序排列。字母或数字与题干首行平齐书写，每个备选答案独自占一行，首字在字母或数字后，如有回行，与上行平齐书写。

（2）非选择题首行空两格书写，回行顶格书写。

（九）答案

选择题的答案只许从备选答案中选择，将其字母书写在“答案”栏目内，B型题与C型题要标明1.× 2.×。非选题的答案可写在试题下面，标明“答案:”。

（十）答案出处

××教材。

（十一）通过率（实测难度）、区分度

命审题人员不填写。

第五部分　审题工作的程序与技术要求

一、审题的程序

（1）首先审查试题是否超出《考试大纲》，如超出《考试大纲》者，必须删除。

（2）审查试题内容和答案是否符合题型结构要求，如不符合题型结构要求者，必须修改或删除。

（3）审查试题内容是否存在错误，如有错误，必须修改，无法修改者删除。

（4）审查试题内容和答案是否在学术上有争论或存在歧义，如有此类问题，可修改者修改，无法修改者删除。

（5）审查试题卡各项填写项目是否齐全，如有漏项者，必须补填。

（6）审查试题编码是否在应有位置上，如有顺序颠倒或重号者，必须修改。删除某些试题后，应当重新编码。

二、审题的技术要求

(1) 试题的科学性

试题的科学性主要是指试题立意要正确，题意要明确，设问要清楚、无歧义，试题中出现的概念、理论、公式、表格、数据、图形、符号等正确无误，题设条件充分必要，试题可解且答案有意义。应用背景要符合科学实际，文字表述确切、简洁。试题的科学性是试题被采用必须具备的首要条件。

(2) 试题的预计难度

对试题预计难度的判定，主要依据本书“第四部分·（六）预计难度”所述的判定方法进行审查。试题预计难度判定的准确程度，直接关系到试卷组成后的整体难度，也直接关系到考试的成功与否。

(3) 试题的信度

试题的信度，是指考试的可靠性。信度高的试题，少受偶然因素影响，对任何受试者的多次测定都会产生比较稳定的、前后一致的效果。试题的信度，是教育测量学中评价试题质量的一个重要指标。因此，信度不高的试题不应采用。

(4) 试题的效度

试题的效度，是指考试的准确性。效度高的试题，能较准确地检测出受试者掌握知识和应用知识的真实程度。试题的效度也是教育测量学中评价试题的一个重要指标。因此，效度不高的试题不应采用。

（5）试题的区分度

试题的区分度值，是反映试题对不同水平受试者的区分功能，即反映出水平高的和水平低的受试者之间的差别。区分度值也是教育测量学中评价试题质量的一个重要指标。试题的区分度值越大，该试题对不同能力、不同水平受试者的区分功能越强，就越有利于选拔择优。有些考试的目的虽然不在于选拔择优，但对受试者的水平鉴别仍是必要的。因此，对试题的区分度也要进行审查。

附 1：

选择题题型说明

在组卷时，应当在每种题型前加入答题说明，以便受试者了解答题要求。兹将答题说明附上，以供组卷时使用。

A_1 型题

答 题 说 明

每道试题下面有 A、B、C、D、E 5 个备选答案，请从中选择 1 个最佳答案并在答题卡上将相应题号的相应字母所属的方框涂黑。

A_2 型题

答 题 说 明

每道试题以一个简要病历形式出现或由两个以上相关因素组成，其下面有 A、B、C、D、E 5 个备选答案，请从中选择 1 个最佳答案并在答题卡上将相应题号的相应字母所属的方框涂黑。

A_3 型题

答题说明

试题开始叙述1个以患者为中心的临床情景，然后提出2～3道试题，每道试题各自独立，均有5个备选答案，均须从中选择1项作为正确答案。请为每题选择1个最佳答案并在答题卡上将相应题号的相应字母所属的方框涂黑。

A_4 型题

答题说明

试题开始叙述1个以单一病人或家庭为中心的临床情景，然后提出3～6道试题，每道试题各自独立。当病情逐渐展开时，增加了一些有前提的假设信息，每个假设信息独立作为1道试题，这些信息与病例中叙述的具体病人并不一定有联系，但每题均与开始的临床情景有关，又与随后的改变有关。每道试题均有5个备选答案，均须从中选择1项作为正确答案。请为每题选择1个最佳答案并在答题卡上将相应题号的相应字母所属的方框涂黑。

B_1 型题

答题说明

两道试题共用 A、B、C、D、E 5 个备选答案，下面是两道试题。请为每题选择 1 个最佳答案并在答题卡上将相应题号的相应字母所属的方框涂黑。每个备选答案可以被选择 1 次、多次或不被选择。

B_2 型题

答题说明

两道试题共用 A、B、C、D、E、F……等备选答案，下面是两道试题。请为每题选择 1 个最佳答案并在答题卡上将相应题号的相应字母所属的方框涂黑。每个备选答案可以被选择 1 次、多次或不被选择。

C 型题

答题说明

两道试题共用 A、B、C、D 4 个备选答案，下面是两道试题。如这道试题只与答案 A 有关，则在答题卡上将相应题号的 A 所属的方框涂黑；如只与 B 有关，则在答题卡上将 B 所属的方框涂黑；如与 A、B 都有关，则在答题卡上将 C 所属的方框涂黑；如与 A、B 都无关，则在答题卡上将 D 所属的方框涂黑。

K 型题

答题说明

每道试题都提供了①②③④4 个备选答案，答题时必须按照下列 5 种不同的组合来回答：

①+②+③正确=A；①+③正确=B；

②+④正确=C；④正确=D；

①+②+③+④正确=E

请将所选择的答案在答题卡上将相应题号的相应字母所属的方框涂黑。

X 型题

答题说明

每道试题下面有 A、B、C、D、E 5 个备选答案，请从中选择两个以上的正确答案并在答题卡上将相应题号的相应字母所属的方框涂黑。

附2：

高等中医药院校本科生考试试卷设计方案

在校生的考试是课程教学的终端环节，也是人才质量检验和教学质量评估的主要手段。在考试标准化程度不断提高的形势下，如何设计、制作标准化、规范化的试卷，是教学主管部门和考试管理机构应当深入研究的一个重要课题。笔者根据多年来从事考试研究与考试管理工作的体会，谨就高等中医药院校本科各专业学生考试试卷设计方案的有关问题简要介绍如下。

1. 试卷中应涵盖的试题类型

高等中医药院校的学生由于所学专业或课程的不同，其试卷中的试题类型必然有所区别。也就是说，不同专业，不同课程的试题都有其个性。但是，无论何专业、何课程的试卷，其试题类型又都存在着共性——即都应当既有客观型试题，又有主观型试题；既有知识性试题，又有技能性试题。

1.1 客观性试题与主观性试题

客观性试题属固定应答式试题，如选择题、填空题、改错题等。这类试题的题目和答案是事先拟好，固定不可变的。其优点是题目小，答题时间短，题量多，涵盖面广，有利于检测考生知识的广度，评分客观、公正。

但用于检测考生的思维能力、知识的综合应用能力方面却存在着缺欠。

主观性试题属自由应答式试题，如简答题、名词术语解释题、问答题（论述题）、病案分析题、方剂分析题等。其优点是允许考生充分表述个人见解，有利于检测考生对所学知识的记忆力、理解能力、综合能力、分析问题的能力、解决问题的能力及表述能力，即便于检测考生掌握知识的深度。但这种类型的试题题目大，答题时间长，题量少，涵盖面窄，成绩判定易受各种主观因素的干扰。

近年来的大量中医药学考试实践证明，上述两种类型的试题各有优、缺点。若将这两类试题综合使用，则可以优势互补，扬长避短，使试卷更具科学性。

1.2 知识性试题与技能性试题

《教学大纲》对本科生的要求，主要强调其掌握所学课程的基础理论、基本知识和基本技能，习惯上称为“三基”。由于各专业和课程的不同，对“三基”中3个方面的侧重也有所不同。有的课程（如基础理论课）偏重于基础理论和基本知识；有的课程（如实践性较强的课程）则偏重于基本技能。但是，在考试中，属于检测知识（基础理论与基本知识）掌握程度的知识性试题与属于检测实践能力（基本技能）的技能性试题都是试卷中必不可少的类型。

2. 各种类型试题的分数比例

在1份满分为100分的试卷中，只有合理的分数比例，才能保证试卷的标准化程度。

2.1 客观性试题与主观性试题的比例

在本科生考试试卷中，客观性试题的分数比例起码不能少于 50%，其中选择题的比例应占客观性试题的 80%以上，甚至占 100%，以保证试题的广度和计算机阅卷的试题量。

在选择题中，近年来医学考试常用的是 A 型题（含 A_1 型题、A_2 型题、A_3 型题、A_4 型题）、B 型题（含 B_1 型题、B_2 型题）、C 型题、K 型题、X 型题 5 种题型。A 型题又称最佳选择题或单项选择题，它适合于检测考生的记忆力与理解、判断能力，是选择题中比较常用的题型，所占比例一般以 40% 左右为宜。B 型题又称配伍题，它适合于检测考生的判断、鉴别能力，所占的比例一般以 20% 左右为宜。C 型题又称比较选择题，实际上是一种多项是非题，它适合于检测考生的综合判断鉴别能力，所占的比例一般以 20% 左右为宜。K 型题又称复合是非题，它适合于检测考生的记忆力、理解与综合判断能力，所占的比例一般以 20% 左右为宜。X 型题又称多项选择题，它适合于综合检测考生对知识的理解与掌握能力，它与 C 型题或 K 型题二者中可选用 1 种，所占比例也以 20% 左右为宜。总之，选择题中各种题型比例的设计一般是 A、B、C、K（或 X）分别为 40%、20%、20%、20%。这种比例设计，一方面取决于题型本身的特点，一方面是为了便于分数计算。在不同课程中，根据考试内容的需要，试卷中的这种比例可以适当调整，但一般调整幅度不宜过大，且A型题不能少于40%。另外，为了便于分数的计算和保证试卷的规范化，B型题和C型题的每组备选答案后均以配两道试题为宜。

在本科生试卷中，主观性试题的分数比例最多不能超过50%。这是因为，主观性试题的试题大，题量少，涵盖面窄。更主要的是，其成绩判定易受不同的阅卷教师、教师的精神状态、试卷的整洁度等主观因素的干扰，容易影响试卷分数的可信度，对试卷与试题的科学分析及成绩分析造成不利影响。另外，在试卷中主观性试题的种类应在两种以上（如问答题、病案分析题等），以避免试题种类的单调及最大限度地 减少阅卷时主观因素的干扰。

2.2 知识性试题与技能性试题的比例

基础理论课程以讲授基础理论与基本知识为主，属于技能性的内容相对较少。所以，这类课程的试卷，应以知识性试题为主，所占分数比例应在总分的80%以上，而技能性试题应在总分的20%以下。

实践性较强的课程属于技能性的内容虽相对较多，但只要是属于课堂教学，而不是实习或实验课，则其基础理论与基本知识方面的内容在教学中仍居主要地位。所以，这类课程的试卷，技能性试题的比例可以相对提高，占到总分数的30%～40%，但知识性试题不应低于60%。

技能性考试可以采取笔答试题的方式，也可以根据课程性质的不同，要求学生按试卷中的试题在规定时间内进行实际操作，由教师按其操作的正确程度与熟练程度判定成绩。但这种实际操作考试，其成绩的判定易受各种主观因素（如学生心情紧张、教师的主观印象等）的干扰，所以对这种考试方式要持慎重态度，如果必须采用这种方式，执考教师应在2名以上，成绩判定应取执考教师所评判的平均分。

3. 重点章节与非重点章节试题的比例及试题难易度的比例

试卷中重点章节与非重点章节试题的比例及试题难易度的比例合理与否，直接影响效度和区分度，也是决定试卷设计是否合理和关系到考试成败的关键。因此，在组卷时必须严格掌握，合理安排。

3.1 重点章节与非重点章节中试题的比例

各门课程《教学大纲》及教材中的重点章节，是要求学生重点掌握或熟悉的基本内容，而非重点章节，则是要求学生了解的内容。重点章节也必然是命题、组卷的重点，其试题比例应占总分数的70%以上。非重点章节的内容考试也不应作为重点，试题比例最多不能超过总分数的30%。

另外，为了检测考生对本门课程的理解能力、掌握程度和阅读参考书的能力，考出优等生和差等生的区别，使区分度更明显，试卷中可以适当加入与本门课程密切相关的教材外试题，一般以占试卷总分数的10%左右为宜。其所占的分数比例，应包含在教材的非重点章节试题中，从而保证中等水平学生的基本成绩，使其不致发生大的波动。

3.2 试题难易度的比例

试题的难易度一般分为难、中、易3等，所占的比例应是两头小，中间大。其一般比例是：难度大的试题占20%～30%；中等难度的试题占60%～40%（不能低于40%）；易答的试题占20%～30%。这样的比例可使优等生达到90分以上，中等生达到75～85分之间，学习较差的考生达到60分也不太艰难。应当强调的是，这种比例的设计是以试题的难易度判定准确为前提的。如果难易度判定不准确，或以中为难，或以难为中，或以中为易，或以易为中，则必然影响效度与区分度，尤其是分值较高的试题（如问答题、病案分析题等）影响更大。所以，对试题难易度的判定，必须反复推敲，反复检验。

4. 试题的命题依据及答案确定的标准

试卷由试题组成，试题的优劣及信度直接关系到试卷的质量与考试的成败。所以，教师在命题过程中必须有可靠的依据，答案的确定必须有严格的标准。

命题必须从课程目标出发，每门课程的命题都应以本门课程的《教学大纲》和现行教材为依据，而不能随心所欲，更不允许概念不清，答案含混或有争议的试题出现在试卷中。为了尽量排除阅卷过程中对成绩判定的各种主观因素的干扰，在命题的同时，应当一并确定答案。答案的确定应以现行教材中与试题相应的内容为标准，绝不能采用教材之外的内容。简答题、问答题、病案分析题、方剂分析题等答题时文字叙述较多的试题，其答案应确定要点，要点较多的答案，可概括性地列出1、2、3……项。

5. 试题的分数计算标准与试卷的成绩判定标准

由于试题类型与难易度的不同，每道题的思考时间与书写时间也不同。因此，拟定统一的试题分数计算标准与试卷的成绩判定标准，对保证考试成绩的可信度至关重要。

5.1 试题的分数计算标准

试题的分值应由答题所用的思考时间与书写时间来确定。就本科生考试而言，如果每张试卷的总分数为100分，考试时间为100分钟，那么，每用1分钟的答题时间，则其分值应是1分。

客观性试题一般题目小，答案的思考和书写耗时少，如选择题的答案，平均每题用1分钟，则每题1分；填空题，平均每填1空用1分钟，则每空1分；改错题，平均每改1错用1分钟，则每改1错1分。

主观性试题一般题目大，答案的思考和书写耗时多，如名词术语解释题、简答题、问答题、病案分析题、方剂分析题等题型，可以按每分钟书写15个汉字计算（含思考时间），每15个字1分。一般来说，问答题、病案分析题、方剂分析题等类型的试题，每题的分数以10分为宜，最多不超过15分；简答题以5分为宜，最多不超过8分；名词术语解释题以2~4分为宜。至于计算题等题型，亦应根据考生答题所用的时间（以中等水平的学生为基准）来计算其分数。

5.2 试卷的成绩判定标准

阅卷时，应以试卷中所拟定的试题分数计算标准及命题时所确定的答案作为判定成绩的标准，尽量避免教师评分的主观随意性。唯此，才能最大限度地保证考试成绩的可信度。